JN063219

Diagnostic Algorithm for Intractable Diarrhea of Infancy

難治性下痢症診断の手引き

―小児難治性下痢症診断アルゴリズムとその解説―

編　　集

厚生労働科学研究費補助金 難治性疾患等政策研究事業
「小児期から移行期・成人期を包括する希少難治性慢性消化器疾患の医療政策に関する研究」
（研究代表：田口智章）

責任編集（難治性下痢症グループ）

虫明聡太郎／位田　忍

since 1914 診断と治療社

発行に寄せて

　下痢は症候であって疾患自体ではないため，様々な疾患や病態でみられる下痢を系統的に理解して診断したうえで治療や管理に役立てることは大切なプロセスであります．特に新生児・乳児から小児期においては，下痢が遷延することで子どもの日常生活が冒され，時に発育に悪影響をもたらします．しかし，これまで症候としての下痢の視点からこれを分類して解説した専門書はありませんでした．

　本書は，厚生労働科学研究費補助金難治性疾患等政策研究事業における研究活動に基づいて，小児の慢性下痢の診断の指針となるべく，日本小児栄養消化器肝臓学会と日本小児外科学会のメンバーによって編纂されたものであり，日本小児栄養消化器肝臓学会ガイドライン委員会の査読を経て出版されました．

　日常の小児診療で遭遇する子どもの下痢が長引くとき，あるいは便の性状に特徴があるときに，どのように考えて診断を進め，治療に結びつけるかに指針を示す手引きとして，本書が小児診療に携わる皆様の役に立つものと確信しております．

2021 年 9 月

一般社団法人 日本小児栄養消化器肝臓学会 理事長
順天堂大学 小児科 教授
清水俊明

発行に寄せて

　小児の難治性消化管疾患で，小児外科医が手術によって治療することができない病気がいくつかあり，そのなかでもまず注目したのがヒルシュスプルング病類縁疾患です．この難治性疾患等政策研究事業研究班は，治療に難渋し，小児期のみならず移行期，成人期に至っても治療介入が必要な疾患として，まずヒルシュスプルング病類縁疾患や長域型のヒルシュスプルング病からスタートし，指定難病にもっていったほうが患児のためによいと考えられる疾患および疾患群をピックアップし，疾患グループとして加えてきました．そのなかで小腸移植の適応疾患として注目していたのが小児内科的な疾患群である「先天性吸収不全症」です．位田先生，虫明先生にグループリーダーをお願いし，日本小児栄養消化器肝臓学会の協力を得て調査研究を進めた結果，「難治性下痢症」という疾患群にたどり着きました．本書では，研究班の成果として，全国調査の過程を経て，診断を進めるにあたって必要なアルゴリズムをつくることができましたので紹介いたします．今後「特発性難治性下痢症」として小児慢性特定疾患や指定難病につながっていくことを願っています．

　2021 年 9 月

学校法人福岡学園 福岡医療短期大学 学長

一般社団法人 日本小児期外科系関連学会協議会 会長

九州大学 名誉教授

田口智章

序　文

　平成 23 (2011) 年から当時九州大学小児外科の田口智章先生を研究代表者として始まった厚生労働省班会議「小児期からの希少難治性消化管疾患の移行期を包含するガイドラインの確立に関する研究」において，平成 26 (2014) 年に外科的に治療できない小児の消化器疾患として「先天性吸収不全症」を取り上げていただき，診療ガイドライン作成に向けたグループ研究が立ち上げられたことが，本書編纂の緒である．グループでは，まず小児期に消化吸収不全を症候とする 19 疾患の症例数調査を行い，平成 27 (2015) 年にわが国において有病患者数の多かった乳児難治性下痢症を含む 7 疾患について二次調査を行った．しかし，単一の疾患とは異なり，「先天性吸収不全症」は様々な病態と疾患を包含した概念であるために，その診療ガイドラインの作成には至らなかった．

　平成 29 (2017) 年，この活動は厚生労働省班会議「小児期から移行期・成人期を包括する希少難治性慢性消化器疾患の医療政策に関する研究」における「難治性下痢症グループ」に引き継がれた．ここでは，小児期に発症して成人期の難病に移行する政策的医療補助の対象となる疾病の見直しがテーマとなった．難治性下痢症グループでは，小児期に発症して遷延する下痢を診るときに考えられる様々な病態と疾病を系統的に理解し，鑑別するための指針となるべきアルゴリズムとその解説を作成した．本書は，これに基づいて実臨床で遭遇する様々な下痢の病態の理解と診断を進める手助けとなることを願って編纂したものである．

　アルゴリズムの外に位置する「特発性難治性下痢症」とは，診断アルゴリズムで成因診断に行き当たらない小児の慢性下痢症に与えられる用語である．今後，このなかから次世代の新しい診断技術によって新規な疾患原因が発見されることが期待される．また，「特発性難治性下痢症」は特定の病因によらない除外診断であるために，政策医療的には単一疾患として認められていない．本書が将来，この疾患が政策的医療補助の対象となるための根拠を与えるものとなれば幸いである．

2021 年 9 月

近畿大学奈良病院 小児科 教授

虫明聡太郎

大阪母子医療センター 臨床検査科 主任部長

位田　忍

目　　次

注：左頁の「I　難治性下痢症診断アルゴリズムの解説」の下位項目 **1**〜**8** の番号は，2p に掲載した **図1**「難治性下痢症診断アルゴリズム」中の **1**〜**8** にそれぞれ対応しています．

執筆者一覧

■編　　集

厚生労働科学研究費補助金 難治性疾患等政策研究事業

「小児期から移行期・成人期を包括する希少難治性慢性消化器疾患の医療政策に関する研究」

（研究代表：田口智章）

■責任編集（難治性下痢症グループ）

虫明聡太郎	近畿大学奈良病院　小児科
位田　　忍	大阪母子医療センター　臨床検査科

■分担研究者（50 音順）

虻川　大樹	宮城県立こども病院　総合診療科・消化器科
新井　勝大	国立成育医療研究センター　消化器科
大賀　正一	九州大学医学部　小児科
工藤　孝広	順天堂大学　小児科
土岐　　彰	昭和大学医学部　小児外科
水落　建輝	久留米大学医学部　小児科
米倉　竹夫	近畿大学奈良病院　小児外科

■執筆者（50 音順）

虻川　大樹	宮城県立こども病院　総合診療科・消化器科
新井　勝大	国立成育医療研究センター　消化器科
幾瀬　　圭	順天堂大学　小児科
江田　慶輔	久留米大学医学部　小児科
工藤　孝広	順天堂大学　小児科
小西健一郎	久留米大学医学部　小児科
白濱　裕子	久留米大学医学部　小児科
杉山　彰英	昭和大学医学部　小児外科
髙木　祐吾	久留米大学医学部　小児科
本間　貴士	JCHO 仙台病院　小児科
土岐　　彰	昭和大学医学部　小児外科
水落　建輝	久留米大学医学部　小児科
虫明聡太郎	近畿大学奈良病院　小児科
米倉　竹夫	近畿大学奈良病院　小児外科

■協力学会

日本小児栄養消化器肝臓学会

緒　　言

平成23〜28年度の厚生労働科学研究費補助金 難治性疾患等政策研究事業研究において，「小児期からの希少難治性消化管疾患の移行期を包含するガイドラインの確立に関する研究」の一環として「先天性吸収不全症」の全国調査研究が行われた．この研究では，平成17年からの10年間を対象期間として小児領域で下痢を主訴としうる疾患群の全国調査が行われた（表1）．本調査研究は，稀少難治性消化管疾患の診療ガイドラインを整備することを目的とするが，「先天性吸収不全症」という概念が曖昧で，個々の疾病の集合体として十分なエビデンスに基づいた診療ガイドラインを考案することは困難であると結論づけられた．

調査対象疾病のうちほとんどは，それぞれ独立した成因や病態に基づく疾患概念・定義を有している．しかし，症例数が最も多かった乳児難治性下痢症は，発症時期や下痢の遷延という症状によって規定され，そのなかから後に成因が確定したり新たな病態が解明される可能性のある，複数の疾患の集まりである．

一方，政策医療の観点では，乳児難治性下痢症は小児慢性特定疾病の対象疾病となっていない．また，成因が不明で，稀少かつ難治で，成人移行例が存在するにもかかわらず指定難病の対象ともなっていない．

そのため，平成29年度から構成された研究班「小児期から移行期・成人期を包括する希少難治性慢性消化器疾患の医療政策に関する研究」では，新たに「難治性下痢症」を対象とした研究班が組織され，「乳幼児において2週間以上続く下痢をきたす疾患」の病態，病因，および検査法や鑑別診断を整理することとした．それに基づいて，わが国の実

表1　全国症例数調査結果（対象期間：平成17年1月〜26年12月）

乳児難治性下痢症	53例
ミトコンドリア呼吸鎖異常症	31例
Shwachman-Diamond症候群	30例
先天性クロール下痢症	17例
原発性リンパ管拡張症	15例
多発性内分泌腺腫症	9例
IPEX症候群・自己免疫性腸症	7例
果糖吸収不全症	5例
先天性ナトリウム下痢症	4例
先天性乳糖不耐症	3例
無βリポ蛋白血症	2例
VIP産生腫瘍	2例
グルコース・ガラクトース吸収不全症	2例
微絨毛封入体病	2例
ショ糖・イソ麦芽糖分解酵素欠損症	1例
セリアック病	1例
リパーゼ欠損症	1例
エンテロキナーゼ欠損	0例
tufting enteropathy	0例

小児科関連610施設，小児外科関連98施設からそれぞれ431施設（71％），98施設（100％）の回答を得た．全体で回収率は75％であった．

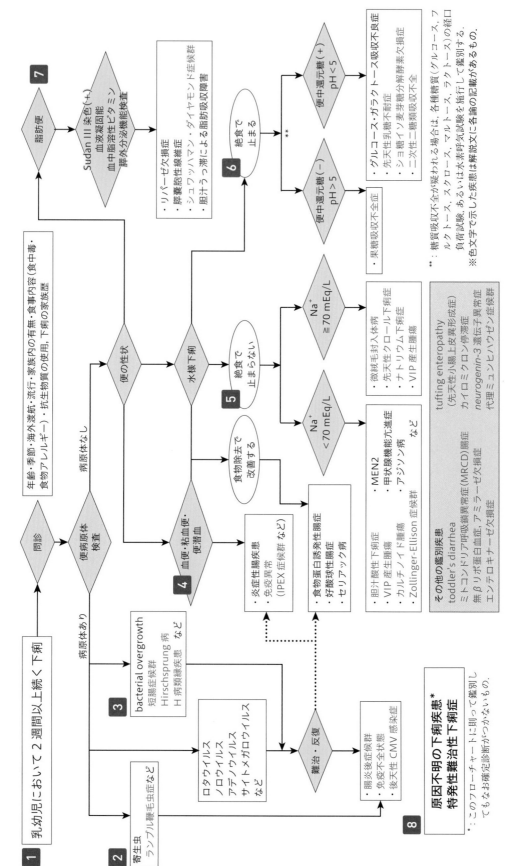

図1 難治性下痢症診断アルゴリズム

態に則した診断アルゴリズムを新たに作成し，そのうえでなお原因不明とせざるを得ないものを「特発性難治性下痢症」と定義することとした．

　この診断アルゴリズム（図 1）は，乳幼児の日常診療において一般的な検査や治療を行っても下痢症状が遷延する場合に，症状と便性，検査データをみてどのように診断を進めるかについて示し，解説するものである．

　また，現時点において原因を特定できない「特発性難治性下痢症」を疾患概念として位置づけし，今後，症例の登録（レジストリ）を行い，その中から網羅的遺伝子解析などの手法によって新たな病態・成因が発見，解明されることが期待される．

I 難治性下痢症診断アルゴリズムの解説

1 「乳幼児において2週間以上続く下痢」の診断アルゴリズムと特発性難治性下痢症の定義

便の性状や回数は，新生児期から成長に伴って変化するが個人差も大きい．1日の回数や硬さや粘度などを客観的に規定して下痢を定義することは難しい．そのため，下痢とは，新生児期も含めてそれぞれの月齢・年齢において"標準より，あるいはいつもより便中の水分が多くなった状態"としか表すことができない．一方，下痢は便性の変化だけではなく，その原因により腹痛や腹部膨満，嘔吐などの症状のほか，脱水，電解質異常や吸収不全に伴う栄養障害など様々な症候をもたらし，特に乳幼児では下痢が遷延することによって成長発育が損なわれることにつながる．日常遭遇する下痢の多くは感染性胃腸炎による急性下痢であるが，感染症が関与しない下痢や，感染の急性期を過ぎても下痢が持続する慢性，あるいは遷延性下痢を呈するものがあり，その背景には様々な疾患が存在する．したがって，下痢の原因を病態別に把握してその背景にある疾患を鑑別することは重要である．

1968年，Averyら[1]は，①生後3か月未満の乳児において，②便培養陰性，③病因不明で，医療的介入を行っても2週間以上の下痢が遷延し，栄養障害・成長障害を伴う病態を"乳児難治性下痢症（intractable diarrhea of infancy）"と定義し，この用語が広く用いられ

てきたが，現在までに様々な下痢の原因疾患が解明されるとともに，診断技術や栄養療法が進歩してきた．

ここでは，おおむね6歳ごろまでに発症するものを対象として「乳幼児において2週間以上続く下痢」を広く難治性下痢として，その背景疾患を鑑別するための診断アルゴリズムを作成した．さらに，このアルゴリズムに入らないいくつかの疾患を含めて鑑別の対象とし，これらのいずれにも該当しないものを「特発性難治性下痢症」とした．

すなわち，特発性難治性下痢症とは，「便検査で原因となる病原体が検出されず，通常の治療を行っても下痢が遷延し，栄養や発育が損なわれ，明らかな原因が特定されないもの．しばしば経腸あるいは経静脈的な補助栄養管理を必要とする．」と定義される．

以下に，乳幼児において2週間以上続く下痢の診断アルゴリズムを構成する各項目の解説を述べる．

2 病原体検査において病原体が検出される場合

1) 病　態

下痢症状をもたらす感染症には，ウイルス，細菌や寄生虫感染があるが，通常これらは急性の経過をとり，免疫学的機構や解剖学的構造に問題がない場合は，自然に排除されて治癒するか，抗菌薬の投与により治癒させることが可能である．しかし，治療を行って

も 2 週間以上下痢が遷延する場合，あるいは感染性腸炎による下痢が反復する場合，次にあげる背景疾患・病態が考えられる．

2）鑑別疾患

①感染後腸症（腸炎後症候群）

②免疫不全状態

③後天性サイトメガロウイルス感染症

④ジアルジア症（ランブル鞭毛虫症）

3 bacterial overgrowth をきたす背景疾患

1）病　態

　腸閉塞，blind loop などの腸管バイパス手術，術後の癒着などにより腸管通過障害が発生すると，小腸内において細菌が異常増殖する（small intestinal bacterial overgrowth: SIBO）．増殖した腸内細菌は，本来は生体が必要とする栄養素を分解することでガスを産生する．その際に産生される毒素は腸管上皮細胞を損傷することで下痢が助長される．また，先天性の解剖学的異常でも小腸内における細菌の異常増殖（SIBO）をきたして細菌性下痢を呈する．SIBO の背景となる病態としては，慢性特発性偽性腸閉塞症（chronic idiopathic intestinal pseudo-obstruction syndrome：CIIP）や腸管神経節細胞減少症（hypoganglionosis）などの腸管蠕動不全を伴う Hirschsprung 病類縁疾患や，短腸症候群などがあげられる．これらの疾患では，増殖した細菌が腸管粘膜から血中に移行して菌血症やカテーテル感染症の原因となる（bacterial translocation）．

　通常腸液 1 mL あたりの腸内細菌数は大腸では 10^9 個と多いが小腸では 10^4 個と少ない．一方，SIBO では何らかの機序により腸管鬱滞が発生して bacterial overgrowth が生じる．このため SIBO では小腸内（正確には空

腸）での腸内細菌数が 10^5 個以上と定義されている．なおその細菌の種類も *Escherichia coli*，*Streptococcus*，*Lactobacillus*，*Bacteroides* や *Enterococcus* 属などの大腸内にいる腸内細菌が多くを占める．

　多くは腸管拡張による腹部膨満，腹痛を訴える．消化吸収障害によりしばしば水様下痢を呈し，脂肪便となる．時に便秘を訴えることもある．ビタミンやミネラルの欠乏症や体重減少などの栄養障害を合併する．

　本病態を呈しうるものとしては次にあげる背景疾患・病態が考えられる．

2）鑑別疾患

①短腸症候群

② Hirschsprung 病（全結腸型又は小腸型）（指定難病 291）

③ Hirschsprung 病類縁疾患

・慢性特発性偽性腸閉塞症（CIIP）（指定難病 99）

・巨大膀胱短小結腸腸管蠕動不全症（megacystis microcolon intestinal hypoperistalsis syndrome：MMIHS）（指定難病 100）

・腸管神経節細胞未熟症（immature ganglionosis）

・腸管神経節細胞僅少症（hypoganglionosis, oligoganglionosis）（指定難病 101）

4 血便・粘血便・便潜血反応陽性の下痢

1）病　態

　感染性腸炎と肛門病変が除外された血便（粘血便含む）では，腸管粘膜の損傷を伴う病変が大腸の一部，もしくは全大腸に存在するのが一般的である．原因としては，免疫異常に伴う炎症，潰瘍形成，血管異常，虚血，ポリープを含む腫瘍性病変が考えられる．ポ

リープが原因となっている場合，ポリープ頂部の粘膜は脆弱かつ炎症のために易出血性となっている．また，横行結腸より口側の大腸，小腸からの出血では，顕血便とはならないことも多く，便潜血陽性患者として，出血の原因を考える必要がある．

2）検査法

下記のような検査を進めることになるが，ほとんどの症例で，確定診断には内視鏡検査と粘膜病理組織検査が不可欠である．

①便検査：便細胞診（ギムザ染色による便中好酸球の検出（シャルコ・ライデン結晶），便中ヘモグロビン（血液混入の確認），便中カルプロテクチン（炎症性腸疾患の診断補助），感染性腸炎の再確認

②血液検査：

- ・一般検査：血算，生化学（CRP，総蛋白，アルブミンなど），赤血球沈降速度，白血球分類
- ・アレルギー用採血：IgE，IgE-RAST，アレルゲン特異的リンパ球刺激試験（ALST）検査など
- ・免疫不全関連検査：免疫グロブリン，補体，リンパ球サブセット，PAH/ConA，FCM 解析など

③内視鏡検査：下部消化管内視鏡検査，上部消化管内視鏡検査，カプセル内視鏡検査，小腸バルーン内視鏡検査

④病理組織検査

⑤画像検査：腹部超音波検査，MR-enterography

⑥遺伝子検査：サンガー法（特定の疾患除外），全エクソーム解析

3）鑑別疾患

①炎症性腸疾患（潰瘍性大腸炎，クローン病など）

②免疫異常に関連した腸炎（IPEX 症候群，慢性肉芽腫症関連腸炎など）

③食物蛋白誘発性腸症，好酸球性腸症

④セリアック病など

特に，食物蛋白誘発性腸症，好酸球性腸症，セリアック病などは，食物抗原を原因として腸管炎症を生じていることから，食物除去により著明な改善をみることがある．一方で，炎症性腸疾患や免疫異常に関連した腸炎であっても，食餌制限による一定の改善を認めるため，注意深い鑑別が必要である．なお，セリアック病については日本人の症例はほぼ皆無であるが，近年，外国人を診察する機会も増えており，鑑別疾患として無視できない．診断には抗グリアジン抗体，組織トランスアミナーゼ抗体の検出が有用であるが，わが国での検査は困難である．

5　絶食で止まらない水様下痢

便中に原因となる病原体が検出されず，血便，便潜血がなく，便性が水様を呈する場合で，一定の絶食期間をとっても下痢症状が改善しない場合，以下の病態および疾患が考えられる．

1）病　　態

絶食によって便性が改善しない場合には，様々な輸送体の異常による影響で，腸管内への腸液過剰分泌や再吸収障害が起こっている「分泌性下痢」の病態を考慮する．腸管上皮においては，食物の消化・栄養分の吸収・体液バランスの維持のために，様々なイオン輸送体による電解質や水の吸収と分泌が行われている．

① $Na^+ K^+/Cl^-$ 輸送体：小腸および結腸の陰窩部（底部）に存在し，Cl^- 分泌を中心とする電解質の分泌を担っている．

② Ca^{2+} 依存性 Cl^- チャネル（CLCA1）：結腸（陰窩，杯細胞）の管腔側膜に存在し，Cl^- 分泌を担っている．

③ Na^+/H^+ 輸送体：小腸および結腸の表層（絨毛）部に存在し，Na^+ 分泌を中心に担っている．

④ Cl^-/HCO_3^- 輸送体：小腸および結腸の表層（絨毛）部に存在し，Na^+/H^+ 輸送体と共に，Cl^- が細胞内へと輸送される NaCl の共役吸収機構を担っている．

⑤ 上皮性 Na^+ チャネル（ENaC）：結腸遠位部の表層上皮の管腔側膜に存在し，荷電性の Na^+ の吸収機構を担っている．この Na^+ 吸収は，アルドステロン，グルココルチコイド感受性である．

⑥ K^+ チャネル：結腸に存在し，起電性 K^+ 分泌を担っている．この K^+ 分泌はアルドステロン感受性である．

⑦ H^+, K^+-ATPase：結腸後半部に存在し，プロトンの分泌，K^+ の再吸収を行っている．アルドステロン等の支配下で協調的に作動し，K^+ の恒常性維持に寄与している．

⑧ Na^+／グルコース共輸送体（SGLT1）や Na^+／アミノ酸共輸送体：小腸の管腔粘膜に存在する．小腸における栄養吸収とともに Na^+ の吸収機構としても重要である．

　水分の吸収に最も関与している Na^+ は，上記のように様々な輸送体で制御される．これらの輸送体に先天的な異常を伴うと，Na^+ や Cl^- が腸管内に分泌され，下痢が引き起こされる．また，これらの輸送体は細胞内の情報伝達物質である cyclic AMP や cyclic GMP などのセカンドメッセンジャーで制御されている．vasoactive intestinal polypeptide（VIP）やガストリンなど消化管ホルモンの異常分泌は腸管粘膜を刺激し，これらのセカンドメッセンジャーを増加させる．セカンドメッセンジャーの増加は，輸送体を介して Na^+ や Cl^- の腸管内への分泌を促進させ，下痢を引き起

こす．これらの病態は経口摂取の影響とは関係なく，水分摂取を制限しても効果なく，下痢は慢性化する．

2) 検査法

①便中電解質測定・便浸透圧検査

　便中電解質測定および便浸透圧検査により分泌性下痢か浸透圧性下痢かを鑑別する．輸送体異常では，Na^+ を吸収できず，過剰分泌の状態となっており，便中 Na 濃度は上昇する．便中 $Na^+ > 70$ mEq/L であれば，分泌性下痢である．また，便浸透圧検査で，便浸透圧ギャップ 50 mOsm/L 以下，浸透圧 260 mOsm/L 以上であれば，分泌性下痢を診断できる．これらに加え，便 pH 6 以上，便量 20 mL/kg/day 以上，還元糖陰性の所見も分泌性下痢の所見である．

　また，Cl の輸送体異常を伴う場合には，Na^+ の輸送体異常と同様の病態で便中 Cl が上昇する（便中 $Cl^- > 90$ mEq/L）．

　便中電解質の測定について：便中電解質は，一般に尿中電解質を測定する機器を使用して測定されるが，提出する検体は残渣を含まない液体でなければならない．前提として，測定の対象は水様便のみであり，有形便や泥状便，脂肪便で測定する意味はない．水様便は残渣のない部分を採って遠心分離し，その上清を採取して提出する．粘液が多く液体として十分量の採取が困難な場合は，等量の蒸留水を加えて十分に混和攪拌した後に遠心分離して上清を回収する．

②遺伝子解析

　輸送体異常に関しては，様々な遺伝子異常との関連が報告されている．先天性クロール下痢症と *SLC26A3* 遺伝子変異[2]，先天性ナトリウム下痢症と *SPINT2* 遺伝子[3]・*GUCY2C* 遺伝子[4]・*SLC9A3* 遺伝子変異[5,6]が報告されている．

③各種消化管ホルモン測定および血液検査による内分泌疾患の検査

消化管ホルモンの異常分泌に伴う下痢症が報告されている．輸送体を介した電解質の分泌亢進・腸管運動亢進・吸収障害といった病態があげられる．これらは消化管ホルモンの測定により診断される．難治性下痢を主訴としうる内分泌腫瘍として血管作動性小腸ペプチド（vasoactive intestinal polypeptide：VIP）産生腫瘍，ガストリン産生腫瘍ならびにカルチノイド腫瘍があげられる．いずれも頻度は高くないが，絶食で止まらない水様性下痢が持続する場合は念頭におく必要がある．

3）鑑別疾患

①トランスポーター異常症
- 先天性クロール下痢症（congenital chloride diarrhea：CCD）
- 先天性ナトリウム下痢症（congenital sodium diarrhea）

②消化管ホルモン産生腫瘍
- VIP 産生腫瘍（VIPoma）
- ガストリン産生腫瘍（gastrinoma）
- カルチノイド腫瘍（cartinoid tumor）

③胆汁酸性下痢症

④微絨毛封入体病（microvillus inclusion disease）

6　絶食で止まる水様下痢

便中に原因となる病原体が検出されず，血便，便潜血がなく，便性が水様を呈する場合，十分な経静脈補液による管理下にいったん絶食期間をとることによって下痢症状が改善する場合，以下の病態および疾患が考えられる．

1）病　態

絶食によって明らかに便性が改善する場合には，小腸における消化吸収に問題があり，

吸収されなかった物質が大腸に入って浸透圧負荷となることで水様下痢が生じると考えられる．血清浸透圧は 280〜290 mOsm/L であり，大腸内の水分の浸透圧がこれより高くなると，腸上皮を介して血管から大腸内へ水が移動する．これが「浸透圧性下痢」の基本病態である．

この場合，電解質や糖質，アミノ酸などが浸透圧負荷をもたらす溶質となるが，未消化な食材や不溶性食物繊維など便中の大きな構成成分は浸透圧負荷を生じない．たとえば，米粒やトウモロコシ粒が未消化のまま小腸を通過しても下痢の原因にはならないが，でんぷんが消化されてできるマルトースが小腸で吸収されずに大腸に到達すると，それが浸透圧負荷となって水様下痢の原因となる．

絶食で改善する下痢には，糖質の吸収障害を基本病態とする疾患が含まれる．ヒトが日常的に摂取する糖質には多くの種類があるが，すべての糖質は消化酵素の働きを受けて最終的に単糖類（グルコース，フルクトース，ガラクトース）となって小腸上皮から吸収される．それらの吸収障害の病態は，①小腸上皮の刷子縁酵素の異常と，②単糖類の輸送障害，に分けられ，それぞれ以下に述べる疾患がある（トリプシノーゲン欠損症やエンテロキナーゼ欠損症は蛋白の消化吸収障害による下痢と低タンパク血症をきたすが浮腫や成長障害を主徴候とし，それらは絶食によって改善することはない．また経口摂取した電解質や特定のアミノ酸のみが吸収できないことを基本病態とする疾患はないと考えられる）．

2）検査法

①便浸透圧ギャップ

水様下痢の"実測浸透圧"と"電解質による浸透圧"の差を便の"浸透圧ギャップ"とよぶ．これを求めるためには，便上清を検体

として，Na，K濃度（mEq/L）および浸透圧を測定する必要がある（これらの検査は，遠心分離して上清が取れる程度の液状便であれば測定が可能であるが，分離困難な泥状便や軟便では測定できない．また，そのような便で測定することの意義は乏しい）．

"電解質による浸透圧"とは，水様下痢に含まれるNaClとKを主な浸透圧構成溶質と仮定して（糖やアミノ酸など塩類電解質以外の溶質は含まれていないと仮定して），[電解質浸透圧（mOsm/L）= 2 ×（Na + K）]で計算する．これと実際の便浸透圧との差が"便浸透圧ギャップ：ΔOsm"であり，ギャップが大きければ（ΔOsm ≧ 100 mOsm/L），便中に電解質以外の溶質（小腸での吸収を免れた糖やアミノ酸）が多量に含まれていること（消化吸収不全に伴う浸透圧性下痢）を意味する．一方，ギャップが小さければ（ΔOsm ≦ 50 mOsm/L），便中に多量に電解質が分泌されていること（腸上皮細胞からの分泌性下痢）を意味する．

これを簡略化して下記のような評価も用いられる．

・実測浸透圧 > 2 ×（Na + K）であれば「浸透圧性下痢」
・実測浸透圧 ≒ 2 ×（Na + K）であれば「分泌性下痢」

②便 pH と便中還元糖

小腸で吸収されなかった糖質が大腸内に入ると，腸内細菌による発酵が起こり，ガスの産生と便 pH が低下して酸臭の原因となる．通常，便 pH が 5.5 を下回ると糖質の発酵が示唆される．かつては，便中の還元糖（グルコースやフルクトース）を判定量的に検出する検査法として"便クリニテスト"が行われたが，検査用試薬である便クリニ錠が製造中止となったため検査法として使用できなくなった．

③経口糖質負荷試験

通常，単糖（グルコース，フルクトース，ガラクトース）は 2 g/kg，二糖類（ラクトース，スクロース，マルトース，ラクツロース）は 1 g/kg の負荷量を目安とする．100〜200 mL の水に溶解した各種糖質を経口摂取させた後，下記の項目を記録する．

・症状：下痢，腹部膨満，腹鳴，腹痛などの症状発現の有無とそれらの発現時間を記録する．
・血糖値：30分ごとに120〜180分間にわたって測定する．グルコース，ラクトース，スクロース，マルトースの負荷で，血糖上昇幅が 20 mg/dL 未満であれば，それぞれの吸収不全を疑う．ガラクトース，フルクトース負荷ではグルコースに比して血糖上昇が高くならないため，血糖値の変動による評価は必ずしも適切ではない．
・水素呼気試験*が施行可能な場合は，15分ごとに呼気を採取して呼気中の H_2 ガス濃度を測定する．糖質負荷による呼気中 H_2 ガス濃度の上昇幅が 20 ppm 以上であれば，それぞれの吸収不全を疑う．

3）鑑別疾患

①小腸上皮刷子縁酵素の異常による疾患
・先天性乳糖不耐症（congenital lactose intolerance）〔小児慢性特定疾病（慢性消化器疾患）1〕
・ショ糖イソ麦芽糖分解酵素欠損症（congenital sucrase-isomaltase deficiency：CSID）〔小児慢性特定疾病（慢性消化器疾患）2〕
・二次性二糖類吸収不全（secondary disaccharide malabsorption）

②単糖類のトランスポート障害による疾患
・先天性グルコース・ガラクトース吸収不良症（glucose-galactose malabsorption：

GGM)〔小児慢性特定疾病（慢性消化器
疾患）3〕
・果糖吸収不全症（fructose malabsorption）

4)（補足）D-キシロース吸収試験（D-xy-lose absorption test）

　D-キシロースは正常人の血中には存在し
ない五炭糖で，小腸内で分解されることなく
主に十二指腸と近位空腸で約 2/3 が受動拡散
により吸収される．したがって，D-キシロー
スの吸収は小腸粘膜面積の大きさと比例し，
D-キシロース吸収試験は上部小腸の実効吸
収面積の評価が可能な試験である．成人を対
象とした原法は，蓄尿により尿中排泄率を算
出するものだが，小児では正確な蓄尿が必ず
しも容易でないことから，Rolles ら[7] により
考案された D-キシロース負荷試験 1 時間後
での血中濃度の評価が一般的である．血中濃
度による評価法では，負荷前後で 20 mg/dL

以上（生後 6 か月未満では 15 mg/dL 以上）の
血中濃度上昇が正常とされる．
・鑑別診断：上部小腸を中心とする小腸粘
膜の障害，吸収面積の減少が疑われる全
ての疾患で対象となる．

7 脂肪便

1）病　態

　脂肪便とは，脂肪が吸収されず便中に過剰
な脂肪が存在している状態である．食事とし
て摂取された脂質は，十二指腸で胆汁酸と膵
リパーゼの作用により分解され小腸粘膜から
吸収されるが，糞便中に中性脂肪，遊離脂肪
酸，脂肪酸塩などが検出されることがあり，
この状態を臨床医学的に「脂肪便」とよぶ．
便には過剰な脂肪を含むため，比重が低く水
に浮き，脂っぽい外観で，悪臭をきたす．肛

＊：水素呼気試験（hydrogen breath test：HBT）（図2）

　通常，ラクトースなどの糖質は小腸で消化，
吸収されるが，糖質の吸収不良があると吸収さ
れなかった糖質はそのまま大腸に到達する．ヒ
トの大腸内の腸内細菌叢（水素産生菌 Clostridium）は，吸収されなかった糖質を用いて発酵す
ることにより水素を産生する．発生した腸内の
水素は血液へ吸収され，肺を通って呼気中に排
出される．つまり，経口糖負荷試験などで糖質
の経口摂取後に採取する呼気中の水素濃度が有
意に上昇すれば，その糖質の吸収不良があるこ
とが証明される．呼気中水素ガスの測定には，
米国 Quintron 社製 Breath Tracker H_2® を使用する．

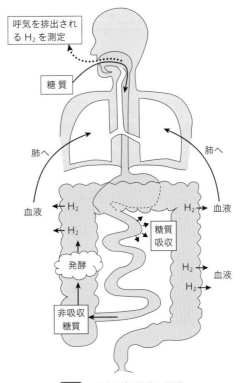

図2　水素呼気試験の原理

門からの脂肪成分の漏出や，ときに便漏れも起こすことがある．健常人でも過剰に脂質を摂取した際には脂肪便を呈するため，脂肪便を認めたとしてもすべてが病的であるとはいえない場合もある．体重増加や検査所見などを総合して判断することが望ましい．脂肪便の原因は，脂質の過剰摂取，脂質を分解する酵素である胆汁の不足や膵外分泌能低下，脂質を吸収するための腸管粘膜の障害などがあげられる．

2）検査法

三大栄養素のうち，脂質は重要なカロリー源であるとともに最も消化吸収障害を受けやすい．本検査は消化吸収障害を生じる膵疾患，肝胆道疾患，小腸粘膜病変を伴う疾患のスクリーニングとして有用で，保険適用もある．便中脂肪検査が陽性の場合，消化吸収不良の存在が示唆される．しかし，所見が消化異常と吸収異常のどちらに起因するかを鑑別するのは不可能である．したがって，原因疾患の鑑別のためには臨床症状（下痢，体重増加不良）や他の検査結果（血清学的検査や他の消化吸収検査など）から総合的に評価する．

①化学的定量法（van de Kamer 法など）

糞便中の脂肪をアルカリ滴定（van de Kamer 法），あるいは塩酸・エーテルで抽出し脂肪量を直接定量する．健常成人における1日の便中脂肪排泄は6g未満で，それは1日の脂肪摂取量が100〜125gの場合でも維持される．したがって，1日あたり6g以上の脂肪排泄があれば成人では脂肪吸収障害と考える．小児の脂肪排泄量も成人に準拠すると考えられるが，乳幼児では吸収障害が存在しない場合でも便への脂肪排泄が多いことに注意しなければならない．1日の排便量は食事量などで変動するため，変動を最小限にするためには3〜5日間の測定量の平均値を用いることが推奨される．検査前の過剰な脂肪

摂取（1日140g以上）は偽陽性を惹起するため，食事メニューは標準的，かつ月齢あるいは年齢相応のものを検査3日前から摂食させ検査に備えることが肝要である．また，近年のダイエットブームで普及しつつある吸収されにくい食用油を用いて調理された食品を摂食することも，偽陽性の原因となりうるため注意が必要である．逆に，脂肪制限食や脂肪制限乳を摂取中，および絶食中の患児で検査を行った場合，便中脂肪が減少するため偽陰性を呈する可能性がある．

②便 Sudan III 染色

便中の脂肪滴を鏡検で直接観察する手法である．スライドグラス上の便に Sudan III 液を数滴加え加温染色し，倍率100の視野で検鏡する．健常児でも1視野に数個の脂肪滴を認めることがあるが，鏡検上，1視野に比較的大きめの10個以上の脂肪滴を認めた場合，検査陽性とする．本検査法は前出の化学的定量法と異なり，数日間のデータを平均化することが不要で，ワンポイントでの評価が可能な簡便法であるため，現行の臨床現場では定量法よりも頻用されている検査法である．検査実施にあたっての準備および注意事項は前出の化学的定量法と同様で，検査前の食事内容や脂肪含有量に注意し，3日ほど一定の食事内容とした後に検査することが望ましい．

3）鑑別疾患

脂肪便は，健常人でも脂肪の過剰摂取で陽性となるが，脂肪の消化吸収障害によって陽性となる病態を示す．脂質を分解する酵素である胆汁の不足や膵外分泌能低下，脂質を吸収するための腸管粘膜の障害などがあげられる．

①腸管粘膜の異常による疾患

- 炎症性腸疾患，セリアック病，先天性脂肪吸収障害などによる吸収不良

・細菌異常増殖

・短腸症候群(short bowel syndrome)

・blind loop 症候群：Billroth-II 法による胃切除を行うと，盲端部に細菌が増殖して胆汁酸が奪われてしまい，胆汁酸による脂肪のミセル化ができなくなることにより消化吸収能が低下して脂肪便となる.

②膵臓の外分泌障害による疾患

・膵外分泌機能不全

・膵炎

・Zollinger-Ellison 症候群

・嚢胞性線維症

膵臓の外分泌機能が低下している疾患（たとえば慢性膵炎，膵癌，膵結石など）において膵リパーゼの分泌の低下がみられ，中性脂肪の消化が不良になり，脂肪が便中に認められる. ただし，リパーゼは膵臓だけでなく，腸液にも存在するので，膵臓の機能が低下してもある程度の脂肪は吸収可能である.

③胆汁分泌障害による疾患

総胆管結石や腫瘍など. 胆管の閉塞により胆汁が分泌されない病態である. 腸管内の胆汁酸が減少すると脂肪の消化や吸収能力が低下する.

④その他

・ランブル鞭毛虫症：腸管への吸着による蠕動運動や消化吸収の阻害，消化酵素の分泌障害，胆管炎などが原因としてあげられているが，詳細は不明である. これらの要因が重複して下痢を引き起こすと考えられる.

・オルリスタット（orlistat）などの痩せ薬の乱用

8 原因不明の下痢疾患：特発性難治性下痢症

現時点で，図1に則って鑑別してもなお確定診断がつかないもので，網羅的遺伝子解析などの手法により新たな病態・病因を研究していくもの.

文　献

1）Avery GB, Villavicencio O, Lilly JR, et al.: Intractable diarrhea in early infancy. Pediatrics 1968; 41: 712-722.

2）Mäkelä S, Kere J, Holmberg C, et al.: SLC26A3 mutations in congenital chloride diarrhea. Hum Mutat 2002; 20: 425-438.

3）Heinz-Erian P, Müller T, Krabichler B, et al.: Mutations in SPINT2 cause a syndromic form of congenital sodium diarrhea. Am J Hum Genet 2009; 84: 188-196.

4）Müller T, Rasool I, Heinz-Erian P, et al.: Congenital secretory diarrhoea caused by activating germline mutations in GUCY2C. Gut 2016; 65: 1306-1313.

5）Dimitrov G, Bamberger S, Navard C, et al.: Congenital Sodium Diarrhea by mutation of the SLC9A3 gene. Eur J Med Genet 2019; 62: 103712.

6）Janecke AR, Heinz-Erian P, Yin J, et al.: Reduced sodium/proton exchanger NHE3 activity causes congenital sodium diarrhea. Hum Mol Genet 2015; 24: 6614-6623.

7）Rolls CJ, Nutter S, Kendall MJ, et al.: One-hour blood-xylose screening-test for coeliac disease in infants and young children. Lancet 1973; 2: 1043-1045.

II 難治性下痢症診断アルゴリズムの解説：アルゴリズムに含まれる疾患の解説

1 腸炎後症候群（感染後腸症）

乳幼児の急性下痢症の原因としてはウイルス感染症が多く，通常は数日で自然に軽快する．しかし，乳児期早期にロタウイルスなどの感染性胃腸炎を契機として3週間以上下痢が続く場合があり，そのような病態を感染後腸症（腸炎後症候群）（以下，本症）とよぶ．発症までに下痢がなく，臨床的に感染性胃腸炎の発症から連続して遷延性の下痢を呈した症例では，原因菌やウイルスが特定されない場合でも本症と診断する．

本症の病態には，二次性乳糖（二糖類）不耐症や食物蛋白誘発性腸症が関与していると考えられる．消化管感染による小腸粘膜の損傷のため消化管粘膜防御機構が破綻し，牛乳蛋白など特定の食物抗原に対するアレルギー反応により，絨毛萎縮など小腸粘膜に形態学的変化を生じる．その結果，ラクトースなど二糖類の吸収不全が生じ，腸管内で高浸透圧性溶質となって浸透圧性下痢を惹起する．さらに消化管の蠕動亢進，栄養障害，腸管内糖質による細菌増殖，免疫能低下といった因子が複雑に絡み合い，悪循環に陥って治療抵抗性となり，下痢がさらに遷延する．

また，感染性腸炎後には過敏性腸症候群（irritable bowel syndrome：IBS）の発症率が約6～7倍増加することが知られており，IBS全体の5～25％を占めると推定される．感染性腸炎後IBSの危険因子としては，ストレ

ス，うつ，身体化傾向，女性，リンパ球増多，クロム親和性細胞過形成，起炎菌のelongating toxin，感染性腸炎の持続期間の長さがあげられる．

2 免疫不全状態

免疫不全状態では糞便中にウイルスまたは病原体が検出される期間（感染性のある期間）が長期に及ぶため，ウイルス性胃腸炎罹患後に下痢が遷延する場合は，原発性免疫不全症や後天性免疫不全症候群（acquired immunodeficiency syndrome：AIDS）なども考慮する必要がある．

3 後天性サイトメガロウイルス感染症

後天性サイトメガロウイルス（cytomegalovirus：CMV）感染症の症状の一つに下痢があげられる．生後早期のCMV感染はおおむね不顕性で後遺症もないとされてきたが，周産期医療の進歩によって救命されるようになった未熟性の強い児においては症候性となり，時に致死的となる．おもな感染経路として母乳，産道，輸血があげられるが，既感染の母親の多くが母乳中にCMVを分泌しており，最も重要な感染源と考えられる．診断は抗CMV抗体検査のみでは難しく，またCMV抗原検査は好中球の貪食能が生理的に

弱い未熟児では感度が低い．最も臨床的に有用な検査は real-time PCR であり，ウイルス負荷を定量的に検出できるので，治療効果の判定にも利用できる．活動性の病変が生命予後に影響し，後遺症を残すおそれのある場合は抗ウイルス療法が有効である可能性はあるが，現状ではエビデンスのあるガイドラインは存在しない．

4 ジアルジア症（ランブル鞭毛虫症）

人畜共通寄生虫であるランブル鞭毛虫（*Giardia lamblia*）の感染によって引き起こされる下痢性疾患である．感染経路はいわゆる糞口感染で，ヒトとヒトの接触（oral-anal sex などの性行為感染を含む）や食品を介した小規模集団感染と，飲料水を介した大規模な集団感染が知られている．熱帯・亜熱帯に患者が多く，流行地では小児の感染率が高い．下痢，腹痛，腹部不快感などで，細菌性やウイルス性腸炎に比較して遷延することが多く，数週間下痢が持続する．五類感染症（全数把握）に指定され，診断した医師が 7 日以内に最寄りの保健所へ届け出る必要がある．検便でランブル鞭毛虫の栄養体または囊子（シスト）を検出することで確定診断する．治療はメトロニダゾールが第一選択である．

5 短腸症候群

大量の小腸切除に伴う消化管の吸収障害と定義され，症状として下痢や体重減少，脱水症，栄養障害などがみられる．乳幼児の短腸症候群の原因疾患として壊死性腸炎，中腸軸捻転，多発性の先天性小腸閉鎖症，Hirschsprung 病などがある．

6 Hirschsprung 病

肛門側腸管の腸管壁内神経節細胞の先天的欠如（aganglionosis）に起因し，正常な蠕動運動が不可能であるため，腸閉塞症状を生じる．腸管壁神経節細胞の欠如は，常に肛門から口側に至る肛門側の腸管に限局する．無神経節腸管の長さにより症状の程度は異なるが，新生児期には胎便排泄遅延や腹部膨満，嘔吐を認めることが多く，頑固な便秘を主症状とする．新生児期や乳児期に発症する症例のうち，短期間に下痢や腸炎を認め，endo-toxic shock に移行するなど重篤な症状を呈することがある．直ちに輸液や浣腸，洗腸による腸内容物の除去を要し，症状により緊急人工肛門造設を行うこともある．

7 Hirschsprung 病類縁疾患

Hirschsprung 病と異なり，直腸末端まで腸管壁内神経細胞が存在するにもかかわらず，Hirschsprung 病と類似した腸管の蠕動不全をきたす疾患の総称である．Hirschsprung 病に比し予後不良の疾患が多い．病型分類についてのコンセンサスは得られていないが，腸管内神経系に形態学的異常のない群〔慢性特発性偽性腸閉塞症（CIIP）と MMIHS〕と，形態学的異常のある群〔腸管神経節細胞未熟症（immature ganglionosis），および腸管神経節細胞僅少症（hypoganglionosis, oligoganglionosis）〕に分けられる．

新生児期から小児期に腸閉塞や重症の便秘として発症するが，新生児期発症のものは重症で，全消化管の蠕動不全をきたす．長期の絶食，中心静脈栄養管理を必要とするものが多いため，カテーテル感染症や肝不全などの合併症を起こしやすい．また，腸管の蠕動不全や異常拡張のため腸管内で細菌が異常増殖

をきたし，bacterial translocation による endo-toxic shock を呈する症例もみられる．

8 自己免疫性腸症・IPEX 症候群

1) 概念・定義

Unsworth ら[1]は難治性下痢症を構成する疾患のうち，小腸生検組織で絨毛萎縮があり，食餌療法に反応せず，抗腸管上皮細胞抗体を認め，明らかな免疫不全症がないものを自己免疫性腸症と定義した．多くは乳児期に慢性難治性の浸透圧性下痢として発症するが，成人発症例の報告もある．自己免疫性腸症の表現型には腸管のみが障害されるものから，内分泌系，腎臓，肺，肝臓，血液系，筋骨格系を含む多臓器が障害されるものまで幅がある．原因となる遺伝子変異を含む病態解明が進められており，自己免疫性腸症には現在以下の4つの病型が含まれると考えられている．

①消化管のみが障害され男女双方に発症する，抗腸管細胞抗体が陽性のもの

②男児にのみ発症する多腺性内分泌不全症，腸疾患を伴うX連鎖劣性免疫調節異常である IPEX（immunodysregulation, polyendocrinopathy, enteropathy, X-linked）症候群

③男女双方で発症がみられる IPEX 様症候群

④皮膚粘膜カンジダ症，副甲状腺機能低下症，副腎不全を三徴とする APECED（autoimmune polyendocrinopathy-candidiasis-ectodermal syndrome）症候群

2) 疫　　学

発生頻度は 1/100,000 出生以下と推定されている．

3) 病　　態

詳細な発症機序は不明であるが，自己免疫機序による腸管やその他の臓器への障害が病態に深く関与していると考えられている．制御性T細胞は免疫系において自己免疫寛容の維持に重要な役割を担っているが，IPEX 症候群の原因遺伝子である *FOXP3* 遺伝子はこの制御性T細胞の機能・分化調節を行っている．*FOXP3* 遺伝子変異により免疫寛容の破綻が起こり，消化管を含む多臓器が障害され IPEX 症候群が発症すると考えられている．APECED 症候群の原因遺伝子である *AIRE* 遺伝子も胸腺細胞の分化・選択を調節しており，免疫寛容の成立に深く関与していると考えられている．

4) 症　　状

通常，乳児期に慢性の分泌性下痢として発症し，食餌制限に反応せず吸収不良をきたし経静脈栄養を必要とする．IPEX 症候群では難治性下痢，1型糖尿病，湿疹の三徴以外にも，甲状腺機能低下/亢進症，自己免疫性肝炎，禿瘡，結節性類天疱瘡，乾癬様皮膚炎，自己免疫性溶血性貧血，好中球減少症，血小板減少症，糸球体腎炎，尿細管障害，痙攣，発達遅滞，易感染性などがみられることがある．APECED 症候群は自己免疫性多内分泌腺症候群（autoimmune polyglandular syndrome）1型ともよばれ，皮膚粘膜カンジダ症，副甲状腺機能低下症，副腎不全を三徴とするが，消化管も障害される場合があり，難治性下痢による吸収不良症候群や慢性萎縮性胃炎を呈する．

5) 検　　査

一般検査では低蛋白血症や電解質異常などに加えて，好酸球増多や IgE の上昇を認めることがある．リンパ球分画（BおよびTリンパ球）は正常であり，リンパ球幼弱化試験でも異常を認めないことが多い．患者血清中の抗腸管細胞抗体（正常腸管と患者血清を用いて検出），抗 AIE-75 抗体，抗 villin 抗体が多

くの場合で陽性となる．消化管症状を呈する APECED 症候群では抗 TPH（tryptophan hydroxylase）抗体が陽性となることがある．小腸生検組織では絨毛の萎縮，陰窩のリンパ球浸潤，アポトーシス小体の増加，上皮内のリンパ球浸潤がみられる．*FOXP3* 遺伝子変異が同定されれば IPEX 症候群の，*AIRE* 遺伝子変異が同定されれば APECED 症候群の診断が確定する．

6）治療・予後

IPEX 症候群では多くの場合静脈栄養による水分・電解質・栄養管理が必要となる．ステロイドやタクロリムス，シクロスポリン A，ラパマイシンなどの免疫抑制薬により消化管症状の一部改善を認めることがあるが，寛解には至らないことも多く，副作用も問題となる．IPEX 症候群に対する根治的治療法として造血幹細胞移植が行われており，骨髄非破壊的前処置の有効性を示した報告が多い．APECED 症候群に関しては栄養管理や各種ホルモン補充といった対症療法が中心となる．IPEX 症候群においては，治療が行われない場合の予後は不良である．これ以外の自己免疫性腸症の報告例は限られており，予後に関しても不明である．

文　献

1) Unsworth DJ, Walker-Smith JA: Autoimmunity in diarrhoeal disease. J Pediatr Gastroenterol Nutr 1985; 4: 375-380.

参考文献

・Gentile NM, Murray JA, Pardi DS: Autoimmune enteropathy; a review and update of clinical management. Curr Gastroenterol Rep 2012; 14: 380-385.
・Akram S, Murray JA, Pardi DS, et al.: Adult autoimmune enteropathy: Mayo Clinic Rochester experience. Clin Gastroenterol Hepatol 2007; 5: 1282-1290.
・Singhi AD, Goyal A, Davison JM, et al.: Pediatric autoimmune enteropathy: an entity frequently associated with immunodeficiency disorders. Mod Pathol 2014: 27: 543-553.
・Barzaghi F, Amaya Hernandez LC, Neven B, et al.: Long-term follow up of IPEX syndrome patients after different therapeutic strategies: an international multicenter retrospective study. J Allergy Clin Immunol 2018; 141: 1036-1049.
・虻川大樹：乳児難治性下痢症．小児内科 2009；12：1751-53.
・村上龍一，堀　昌平：IPEX 症候群と FOXP3$^+$ 制御性 T 細胞．実験医学 2015；33：1915-1919.
・Nedelkopoulou N, Farmaki E, Deheragoda M, et al.: The spectrum of autoimmune enteropathy. Guandalini S, Dhawan A, Branski D（ed.）, *Textbook of Pediatric Gastroenterology, Hepatology and Nutrition: A Comprehensive Guide to Practice*. Switzerland: Springer International Publishing, 2016: 13-22.

9　消化管ホルモン産生腫瘍

❶ VIP 産生腫瘍

典型例では難治性水様性下痢，低カリウム血症，および胃無酸症を呈する WDHA（watery-diarrhea-hypokalemia-achlohydria）症候群を呈する．VIP は胃，腸，膵臓，全身自律神経系に広く分泌する神経伝達物質ペプチドホルモンで，本症では VIP の血管拡張，胃液分泌抑制，胆汁・膵液・腸液分泌亢進作用が亢進し，大量の水分，電解質が十二指腸，小腸上部に分泌され，水分吸収不全状態が生じ，下痢を引き起こす．また，大腸では水分と NaCl の一部を吸収するが，同時にカリウムと重炭酸イオンが分泌され，これが水様性便とともに排泄され，低カリウム血症と代謝性アシドーシスが惹起される．さらに，腸管運動を抑制する傾向を認めるため，麻痺性イレウスを呈する場合もある．成人の本症は大部分が膵内分泌腫瘍で，その他に褐色細胞腫や肺癌が原因となりうるが，小児では神経芽腫，神経節腫，神経節芽腫といった神経芽腫群腫瘍がおもな原因疾患となる．

本症の下痢の特徴として，蛋白漏出がない，腸管運動亢進がないので腹痛を伴わな

い，24時間の絶食の後にも下痢が続く，便浸透圧の低下，便中ナトリウム，カリウムの上昇を認めることなどがある．

　本症の診断は上記の下痢が持続する場合，本症を疑い，血中VIP濃度測定を行う．その他に尿中VMA（vanillylmandelic acid）値，尿中HVA（homovanillic acid）値，血清NSE（neuron-specificenolase）値といった神経芽腫群腫瘍の腫瘍マーカーも必要であるが，小児例は高分化型腫瘍が多く，腫瘍マーカーが正常であることもある．その他に成人の膵内分泌腫瘍による本症では半数以上の症例で高カルシウム血症が認められ，重要な所見とされているが，小児神経芽腫群症例では，その頻度は低いとされている．上記による存在診断の後，超音波検査，CTスキャン，血管造影などの画像検査により部位診断を行う．

　治療は外科的切除が原則で，術前に下痢に伴う脱水，電解質，アシドーシスの是正と経静脈的な栄養状態改善を行う．腫瘍が摘出できない症例の治療として副腎皮質ステロイドホルモンやソマトスタチンアナログ製剤の投与が考慮される．ソマトスタチンアナログについては成人の膵内分泌腫瘍でVIPの分泌抑制，下痢の改善に有効とされるが，小児の報告は少なく，効果は一過性であったとの報告もある．本症の予後は腫瘍の悪性度による．

　なお，小児において本症ならびにその原因となる神経芽腫，神経節腫，神経節芽腫瘍は小児慢性特定疾病に登録されている．

❷ Zollinger-Ellison 症候群

　ガストリン産生腫瘍は膵，十二指腸に好発し，難治性潰瘍，胃酸過分泌，膵非β細胞腫瘍を三主徴とするものをZollinger-Ellison症候群とよぶ．約25％に多発性内分泌腺腫症（multiple endocrine neoplasia type 1：MEN1）

の合併を認める．MEN1は膵内分泌腫瘍の他，下垂体腺腫，副甲状腺腫など多くの内分泌臓器に腺腫や過形成を生じる常染色体優性遺伝性疾患である．

　本症は過剰分泌されるガストリンにより胃底腺壁細胞の過形成と機能亢進が起こり，胃酸分泌亢進状態が持続する．上腹部痛，吐血・下血，嘔吐，胸やけ，体重減少などの消化性潰瘍に伴う症状の他に，下痢も本症に認められる症状の一つである．過剰な胃酸による小腸粘膜の炎症と，小腸内pHの低下による膵酵素の不活性化や胆汁酸の沈澱により脂肪性下痢の原因となる．

　本症の診断は上記の症状と，血中ガストリン値測定や胃液検査による．ただし，胃酸分泌抑制薬内服下ではガストリンが高値となるため注意が必要である．部位診断は腹部超音波，CT，MRIなどの画像検査により行われるが，ガストリノーマの多くは微小かつ多発性であるため，正確な局在診断が困難であることが多い．経皮経肝門脈採取法や選択的動脈内カルシウム注入試験などの部位別血中ホルモン測定検査により小さな腫瘍の局在診断が可能であるが，乳幼児における施行例の報告はない．

　本症の治療は悪性の頻度が高いため，腫瘍の完全切除が最終目標となる．また，H_2拮抗薬が登場する以前は胃酸分泌のコントロール目的で胃全摘術が行われたこともあったが，現在はより強力な胃酸分泌抑制作用をもつプロトンポンプ阻害薬により胃酸分泌過多のコントルールが可能である．予後は腫瘍の病理学的悪性度とその広がりによる．

　なお，本症はガストリノーマとして小児慢性特定疾病に登録されている．

参考文献

・Murase N, Uchida H, Tainaka T, et. al.: Laparoscopic-assisted pancreaticoduodenectomy in a child with gastrinoma. Pediatr Int 2015; 57: 1196-1198.

❸カルチノイド腫瘍

消化管内分泌腫瘍の一つで，セロトニンなどの神経内分泌物質の過剰分泌により皮膚紅潮，気管支喘息様症状，ペラグラ様皮疹，下痢，吸収不良，腹痛などが出現する症候群をカルチノイド症候群とよぶ．セロトニンの他にブラジキニン，カリクレイン，カテコールアミン，プロスタグランジン，ヒスタミンなども関与するとされる．下痢，腹痛，吸収不良にはセロトニン，プロスタグランジンなどが関与しているといわれている．

成人では約60〜70％が消化管に発生し，わが国の報告では直腸，十二指腸，胃，虫垂の順に多い．消化管以外には肺・気管支，胸腺・縦隔，膵に発生する．小児では虫垂，肺・気管支発生の報告が多い．

本症は粘膜深層から発生し，増殖とともに発育の主座は粘膜下層に移るため，粘膜下腫瘍様の形態を示し，消化管内視鏡，消化管造影，CT，MRI，超音波，胸部X線，気管支鏡などの画像検査で発見されることもあるが，小児で多い虫垂発生例は急性虫垂炎として手術され，病理組織学的に本症と診断されている．生化学検査は尿中 5-HIAA（5-ヒドロキシインドール酢酸）排泄量，血中セロトニン（5-HT）濃度の他に副腎皮質刺激ホルモン（adrenocorticotropic hormone：ACTH），カルシトニン，グルカゴン，ソマトスタチンの測定が行われる．病理組織学的には小型の円形の核，好酸球の微細顆粒を有し，中腸由来の小腸，虫垂，上行・横行結腸からの発生ではクロム親和性反応，好銀反応とも陽性で，セロトニンを産生し，後腸由来の下行結腸，直腸からの発生では両者とも陰性となることが多いとされている．その他にセロト

ニン，ソマトスタチン，ガストリン，カルシトニン，膵ポリペプチド，ACTH，NSEなどの免疫組織化学検査が補助診断として用いられている．

治療は外科的腫瘍切除が第一選択となるが，進行例や肝転移例に対しては化学療法や選択的肝動脈塞栓術なども考慮される．また，神経内分泌物質による症状については，下痢に抗セロトニン薬，止痢薬，皮膚紅潮に抗ヒスタミン薬，喘息に対するステロイドなどが使用される．予後は診断時の進展度による．

なお，カルチノイド症候群は小児慢性特定疾病に登録されている．

10 胆汁酸性下痢症

胆汁酸は胆汁中に含まれ，脂質をミセル化することにより小腸，特に回腸後半部からの脂肪吸収を促すとともにコレステロールや脂溶性ビタミンの腸肝循環に寄与する．回腸後半部で吸収されずに大腸内に流入した胆汁酸は浸透圧負荷となるとともに，大腸粘膜細胞において cAMP の生成と CFTR（cystic fibrosis transmembrane conductance regulator）の活性を刺激して Cl^- と H_2O の分泌を亢進させて水様下痢の原因となる．

胆汁酸性下痢症には，回盲部切除術やクローン病などの回盲部病変による続発性胆汁酸再吸収障害と，原発性胆汁酸下痢症がある．続発性で留意すべき病態として，進行性家族性肝内胆汁うっ滞症（PFIC）I型の肝移植後の重症下痢がある．PFIC I型は FIC1 遺伝子（ATP8b1）の変異に基づく疾患であり，この遺伝子産物である胆汁酸トランスポーターは肝臓では胆汁酸の分泌に寄与し，小腸では胆汁酸の吸収に寄与している．PFIC1 に対して肝移植を行うと，グラフト肝で正常に排出

されるようになった胆汁酸が小腸で吸収されずに大量に大腸に流入するため，著しい水様下痢をきたす．また，原発性胆汁酸吸収障害による先天性下痢症の原因として有機溶質トランスポーター β（organic solute transporter-β）遺伝子（*SLC51B*）の異常が関与していることが明らかにされている．

　胆汁酸性下痢症に対する治療薬としては，腸管内における胆汁酸吸着薬であるコレスチミドが有効である．

参考文献

・中島　淳，大久保秀則：胆汁酸下痢のメカニズムから胆汁酸トランスポーター阻害薬を学ぶ．消化器病学サイエンス 2019：3：87-89.
・大菅俊明：胆汁酸と疾病．腸内細菌学雑誌 1998；11：69-73.
・Egawa H, Yorifuji T, Sumazaki R, et al.: Intractable diarrhea after liver transplantation for Byler's disease: successful treatment with bile adsorptive resin. Liver Transpl 2002; 8: 714-716.
・Liu Y, Sun L-Y, Zhu Z-J, et. al.: Liver Transplantation for Progressive Familial Intrahepatic Cholestasis. Ann Transplant 2018; 23: 666-673.
・Sultan M, Rao A, Elpeleg O, et al.: Organic solute transporter-β（*SLC51B*）deficiency in two brothers with congenital diarrhea and features of cholestasis. Hepatology 2018; 68: 590-598.

11　微絨毛封入体病

1）概念・定義

　腸管上皮細胞の微絨毛が腸管管腔に正常に局在できないために大量の下痢をきたし，水，電解質，重炭酸の喪失と栄養素の吸収障害をきたす常染色体劣性遺伝性疾患．電子顕微鏡的に微絨毛の密度が疎で丈が低いことから先天性微絨毛萎縮症とも呼称される．

2）疫　　学

　英国では 20 万出生に 1 人の発症率と報告されている．わが国での正確な疫学は不詳であるが，欧米の報告に比してかなり発症率は

低いと考えられている．

3）病　　因

　腸管上皮細胞の成熟過程で起こるべき細胞内での微細構造の移送にかかわる機能異常により，微絨毛が腸管腔側に正常に局在できないことが病因であり，myosin-Vb をコードする *MYO5B* 遺伝子がその原因遺伝子であることが 2008 年に Müller らによって報告されている[1,2]．

4）診　　断

　特徴的な臨床症状（生後数日以内からの著しい水様性下痢と電解質異常）や便電解質所見が重要であるが，診断の確定には小腸粘膜生検が必要である．透過電子顕微鏡での観察で管腔側の微絨毛が疎で丈が短く，細胞質内に微絨毛構造が封入体となってとどまっている像が観察される．光学顕微鏡では，PAS 陽性やアルカリホスファターゼ染色，CD10 免疫染色によって細胞質内に微絨毛封入体が観察される[3]．*MYO5B* 遺伝子解析が可能である．

5）治療と予後

　例外的に加齢とともに吸収能力が回復したとの報告もあるが，通常は小腸機能不全の状態で経静脈栄養からの離脱は不可能で，長期の合併症から小腸移植の適応となる．

文　　献

1) Müller T, Hess MW, Schiefermeier N, et al.: MYO5B mutations cause microvillus inclusion disease and disrupt epithelial cell polarity. Nat Genet. 2008; 40: 1163-1165.
2) Thoeni CE, Vogel GF, Tancevski I, et al.: Microvillus inclusion disease: loss of Myosin vb disrupts intracellular traffic and cell polarity. Traffic 2014; 15: 22-42.
3) Koepsell SA, Talmon G.: Light microscopic diagnosis of microvillus inclusion disease on colorectal specimens using CD10. Am J Surg Pathol 2010; 34: 970-972.

12 トランスポーター異常症

❶先天性クロール下痢症（CCD）

回腸末端および結腸の腸管上皮における Cl^-/HCO_3^- イオンの輸送障害により，Clを腸管から大量に喪失するため，分泌性下痢が惹起され，低クロール血症および代謝性アルカローシスをきたす．それにより腸管内 HCO_3^- が欠乏し，便は酸性となり，二次的に Na^+/H^+ 交換輸送による Na^+ 吸収が減少するため，低ナトリウム血症をきたす．また，腎臓の Na^+/K^+ 交換輸送においては Na^+ 吸収が優先され，脱水による二次性アルドステロン症も伴うので，低カリウム血症が進行する．病因は7q22-q31上の Cl^-/HCO_3^- イオン輸送体蛋白を発現する *SLC26A3* 遺伝子変異である．下痢は胎児期より始まるため，母体に羊水過多を認める．

❷先天性ナトリウム下痢症

小腸および結腸の腸管上皮における Na^+/H^+ イオンの輸送障害により，便中に Na^+ を大量に喪失するため，分泌性下痢が惹起される．*SPINT2* 遺伝子・*GUCY2C* 遺伝子・*SLC9A3* 遺伝子の変異や肝と小腸上皮のミトコンドリア呼吸鎖酵素の complex 1 の欠損に伴う Na^+/H^+ イオンの輸送障害が報告されている．先天疾患であり，CCDと同様に羊水過多，生直後からの重度の下痢を認める一方で，便中 Na は Cl よりも高値（100 mEq/L 以上）となり，アシドーシスを示すことが異なる．

❸先天性グルコース・ガラクトース吸収不良症（GGM）

小腸上皮からグルコースとガラクトース，およびそれらで構成される分子を吸収することができないために，出生後の哺乳開始とともに激しい下痢がはじまり，数日ないし数週のうちに重篤な脱水，低血糖やアシドーシスに陥る疾患である．その病因は，*SLC5A1* 遺伝子の変異によりおもに小腸上皮細胞の微絨毛でNaとグルコースを一緒に取り込むトランスポーターである SGLT1（sodium/glucose cotransporter）の機能が失われることにある．

なお，本疾患は小児慢性特定疾病に指定されており，疾患の詳細は小児慢性特定疾病情報センターのサイトで検索可能である（https://www.shouman.jp/disease/details/12_01_003/）．

❹果糖吸収不全症

フルクトースの特異的トランスポーター機能低下のため，フルクトースを含む食品の摂取により下痢や腹部膨満をきたす先天疾患である．フルクトースは6炭素からなる単糖類で，浸透圧差を利用した膜輸送体蛋白である GLUT5 により輸送されるが，本症ではフルクトースの過量摂取により腸管内の膜輸送が容易に障害され，腹部膨満や下痢，腹痛など様々な腹部症状を呈する．また，グルコースやガラクトースを輸送するトランスポーターである GLUT2 もフルクトースの吸収に一部かかわっている．水素呼気試験（HBT）が診断に有用である．

なお，本疾患は小児慢性特定疾病および指定難病には登録されていない．

13 刷子縁酵素欠損症

❶先天性乳糖不耐症（congenital lactose intolerance）

①概念・定義

乳糖不耐症とは，ミルクに含まれる糖質であるラクトースをグルコースとガラクトースに分解するラクトース分解酵素（ラクターゼ）

の活性が低下しているために，ラクトースを消化吸収できず，著しい下痢や体重増加不良をきたす疾患である．ラクターゼ活性低下の原因には，先天性の酵素欠損と二次性の酵素活性低下がある．ただし，哺乳類では生後一定期間ラクターゼ活性は非常に高く，授乳期を過ぎると活性が生理的に低下する．また，感染性腸炎などによる二次的なラクターゼ活性低下は原則として生理的活性レベルに回復するため，ここで述べる乳糖不耐症は新生児・乳児早期に発症する先天的なラクターゼ活性低下に基づく病態をさす．

②疫　　学

先天性の乳糖不耐症は稀であり，わが国でも海外でも正確な疫学は不詳であるが，最も高頻度とされるフィンランドでも 60,000 出生に１人とされている．

③病　　態

先天性の乳糖不耐症は，ラクターゼの構造遺伝子である *LCT* 遺伝子の変異によって引き起こされる．*LCT* 遺伝子変異によってラクターゼ活性が障害された患児では，母乳やミルクに多量に含まれるラクトースを分解・吸収することができない．消化されずに大腸に流れ込んだラクトースは激しい水様下痢（浸透圧性下痢）と大腸内での腸内細菌によるラクトースの発酵のため，著しい腹部膨満や腹鳴をきたす．

なお，*LCT* 遺伝子の発現は *MCM6* 遺伝子とよばれる調節遺伝子の制御を受けており，通常はこの遺伝子の働きによって離乳期を過ぎると *LCT* 遺伝子からのラクターゼ産生が徐々に低下し，幼児期以降には乳児期以前に比して相対的にラクトースの消化吸収能力が低下する．このことは後天性，二次性の乳糖不耐症の成因と関係している．

④症　　状

乳糖不耐症では，新生児期あるいは乳児早期に，哺乳後数時間ないし数日で著しい下痢を呈することで発症する．症状の発現時期や程度は残存ラクターゼ活性の程度による．ラクターゼ活性は加齢とともにさらに低下し，少量のラクトース（を含む食品）の摂取で著しい水様下痢と腹鳴，腹部膨満を呈するようになる．時に反復性の痙性腹痛を伴う場合がある．ラクトースの摂取を中止することによって下痢や腹部症状は数時間から１日程度で治まる．

⑤診　　断

新生児期ないし乳児早期に出現する上記症状があり，ラクトースの除去（無乳糖ミルクの投与）によって症状の改善が確認される場合に本症が疑われる．便の生化学的検査では pH < 5.5，便中 Na^+ < 70 mEq/L である．経口乳糖負荷試験で腹部症状を呈し，血糖値の上昇が 20 mg/dL 未満であり，呼気中水素ガス濃度が 20 ppm 以上上昇となる．先天性グルコース・ガラクトース吸収不良症を否定するために経口ブドウ糖負荷試験でグルコース吸収が正常であることを確認することが望ましい．

⑥治療と予後

新生児・乳児期においては，母乳やレギュラーミルクの摂取を中止して無乳糖ミルクに切り替える．離乳期以降もラクトース，乳製品の摂取を禁止する．β-ガラクトシダーゼ製剤（ガランターゼ®，オリザチーム®，ミルラクト®）がラクターゼ活性を補助するが，先天性乳糖不耐症に対しては酵素活性が不十分で効果が低い．米国などで販売されている Lactaid®（個人輸入が可能）は高活性で本疾患でも乳製品の摂取前に服用することで症状の発現を抑制することができる．本症はラクトース除去食や酵素製剤の併用によって日常生活への障害度は低く，生命予後は良好であるが，ラクターゼ活性が回復することは期待

できない.

❷ショ糖イソ麦芽糖分解酵素欠損症 (CSID)

①概念・定義

CSID は, 二糖類であるスクロースとマルトースを腸で分解する酵素の働きが欠損したり, 著しく低下しているために, スクロース, マルトース, およびでんぷんを小腸で分解して吸収することができず, 砂糖やでんぷんを摂取すると激しい下痢と腹部膨満をきたす先天性疾患である.

②疫学

CSID の頻度はヨーロッパ系では 5,000 人に 1 人とされているが, グリーンランド, アラスカ, カナダエスキモーでは非常に高く 20 人に 1 人とみなされている. アジア系人種では白人と比べてはるかに稀であるが, 正確な疫学は不詳である.

③病態

スクロースとマルトースは, 2 つの単糖が結合した構造をもつ二糖類であり, スクラーゼ・イソマルターゼという小腸上皮の刷子縁 (微絨毛) に発現している分解酵素の働きによって, それぞれグルコースとフルクトース, および 2 分子のグルコースに分解されてはじめて小腸上皮から吸収される. これらは sucrase-isomaltase (SI) 遺伝子からつくられるが, その変異によってそれぞれの酵素の活性が損なわれると, スクロースやマルトースを単糖に分解することができなくなる. 消化されずに大腸に流れ込んだ糖質は下痢や腹部膨満などの症状をもたらす. その構造特性から, 通常, スクラーゼ活性のほうが低下しやすく, イソマルターゼ活性は比較的保たれていることが多い. SI 遺伝子は染色体 3q26.1 に存在し, 本疾患は常染色体劣性遺伝形式をとる.

④症状

CSID の患児はグルコース水や母乳, ミルクでは下痢をきたさず, スクロースを含むものを摂取した時点から下痢を発症する. 症状の強さは摂取量によるが, 著しい腹部膨満と腹鳴を伴って, 大量の水様下痢を呈する. ジュースや果物の他, キャベツや白菜などの野菜類を摂取しても下痢が悪化する. スクロースとでんぷん・マルトースの摂取をやめると下痢は治まるが, 診断が確定されないまま摂取を続けると重篤な脱水や体重増加不良の原因となる. スクロースは少量でも強い症状をきたすのに対して, でんぷん・マルトースでは下痢・腹部膨満の程度が比較的軽い傾向がある.

⑤診断

発症の時期ときっかけ, 悪化と改善に関係する食事内容などについて注意深い問診を行うことで本症を積極的に疑うことができる. CSID でみられる下痢は糖質の消化不良による浸透圧性下痢であり, 塩類の喪失を伴わず, 大腸内での糖質の発酵過多のため便 pH が低くなる(pH < 5.5). 乳児期の慢性, 非感染性下痢の原因として, 乳糖不耐症, 食物アレルギー (乳, 大豆など) との鑑別が必要である. 特異的診断法としては, 経口糖質負荷での血糖値測定と呼気中 H_2 ガス測定試験がある. 経口的にグルコース, フルクトース, ラクトース, マルトース, およびスクロースを負荷し, 経時的に採取した呼気中の H_2 ガス濃度を測定し, 基礎値から 20 ppm 以上の濃度上昇が認められればその糖質の吸収障害があると判定される. 小腸粘膜生検での酵素活性測定も有用であるが容易でない. 米国では, 2012 年より有償での遺伝子検査が可能となっている(University of Washington Molecular Development Laboratory)が, 現在は米国内のみが対象となっている.

⑥治療と予後

　治療は，診断が疑われた時点でスクロースの摂取を中止することである．スクロースはキャベツや白菜などの野菜類にも多く含まれているため，これらの摂取も中止する．ラクトースの消化吸収は正常であるため，母乳やミルクは継続し，食事やおやつにはグルコースを使用する．でんぷんは一度に多量でなければひどい下痢にならないことが多い．欧米ではスクラーゼ製剤である Sucraid® が医薬品として処方され，食事前と食事中に規定量を内服することでスクロースを摂取しても下痢を防ぐことができるが，わが国では入手不可能である．多くの患児では加齢とともに症状は軽くなることが知られているが，量的負荷が大きいと症状は免れない．

14　シュワッハマン・ダイアモンド症候群

1）疾患概要

　シュワッハマン・ダイアモンド症候群（Shwachman-Diamond syndrome：SDS）は膵外分泌の異常と血球減少，骨格異常を特徴とする常染色体劣性遺伝性疾患で，リボソーム生成に関与する SBDS（Shwachman-Bodian-Diamond syndrome）蛋白の異常である．治療としては膵酵素，脂溶性ビタミンの補充，貧血，血小板減少に対しては輸血，重症例では造血幹細胞移植が考慮される．

2）病因遺伝子

　常染色体劣性遺伝形式をとり，患者の90％が SBDS に変異を認める．SBDS はリボソームの生成や細胞の有糸分裂の際の紡錘体の安定化にかかわっているとされている．

3）疫　学

　世界における推定発生頻度は 75,000 人に 1人とされ，わが国では 20 家系程度の報告が

ある．

4）臨床症状

　膵外分泌異常，血球減少，骨格異常をおもな症状とする．膵外分泌異常による栄養吸収障害や好中球減少による易感染性，貧血や血小板減少，骨格異常，低身長などがみられる．

5）治　療

　膵外分泌異常に対しては膵酵素補充と脂溶性ビタミン（A，D，E，K）の補充が行われる．好中球減少に対しては，抗菌薬の投与や必要に応じて G-CSF 投与が行われる．重度の貧血や血小板減少にはそれぞれ輸血が行われるが，重症の場合や白血病，骨髄異形成症候群を伴う場合には造血幹細胞移植が選択される

6）合併症

　15〜30％において骨髄異形成症候群（myelodysplastic syndromes：MDS）や急性骨髄性白血病（acute myeloid leukemia：AML）を発症する．

7）診断の手引き

　①診断方法

　・常染色体劣性遺伝

　・好中球減少による易感染性，貧血，血小板減少

　・膵外分泌異常

　・骨格異常（低身長など）を伴うことが多い

　・MDS，AML を発症することが多い

　・90％以上で SBDS 遺伝子に変異が認められる

　上記臨床症状のもと SBDS 遺伝子解析により確定診断に至る

参考文献

・Ikuse T, Kudo T, Arai K, et al.: Shwachman-Diamond syndrome: Nationwide survey and systematic review in

Japan. Pediatr Int 2018; 60: 719-726.

· Taneichi H, Kanegane H, Futatani T, et al.: Clinical and genetic analyses of presumed Shwachman-Diamond syndrome in Japan. Int J Hematol 2006; 84: 60-62.

疾患各論 2

難治性下痢症診断アルゴリズムの解説：アルゴリズムに含まれていない疾患の解説

1 toddler's diarrhea

1）概念・定義

よちよち歩きの幼児（toddler）期に，非特異性の下痢が数週間から数か月続く状態を toddler's diarrhea とよぶ.

2）病　因

真の原因は不明であるが，腸蠕動速度の相対的な亢進，不安定性から消化不良性下痢をきたすものと考えられ，幼児型の過敏性腸症候群とも解釈される．食事中の甘味料やジュース，スポーツ飲料を摂ることでソルビトールやフルクトース，コーンシロップなどの糖質が小腸で吸収されずに大腸に到達して浸透圧性の水様下痢が誘発されることも一因と考えられる.

3）症　状

下痢は 1 日 3〜10 回程度であり，便性は泥状ないし水様で血便はみられない．腹痛を訴えることは少なく基本的に児の活気や食欲があり，通常のカロリーが与えられていれば成長発育に問題がない.

4）治療・予後

甘味料を含む飲料の摂取を控えることが勧められるが，それ以外の食品除去は根拠に乏しく，乳製品や脂肪も制限する必要はない．水様下痢の回数が多い症例ではロペラミド塩酸塩（ロペミン®）が有効な場合がある．幼児期を過ぎるとともに自然軽快する.

2 ミトコンドリア呼吸鎖異常症（MRCD）腸症（mitochondrial respiratory chain disorders-related enteropathy）

1）概念・病因・症状

ミトコンドリアの役割のうち最も重要なエネルギー（ATP）の生合成を担うのがミトコンドリア呼吸鎖複合体である．したがって，これまでミトコンドリア病とされてきた疾患群は，現在ではミトコンドリア呼吸鎖複合体異常症（mitochondrial respiratory chain disorder：MRCD）とよばれ，いかなる症状，いかなる臓器・組織，いかなる年齢，そしていかなる遺伝形式でも発病しうる．従来ミトコンドリア病として知られていた疾患としては神経・筋肉の疾患が主であったが，心筋症，肝症のほか，慢性仮性腸閉塞症や難治性下痢症の原因となることが明らかとなってきた．便の性状は水様下痢を呈するが，便電解質は症例や投与している経腸栄養剤の種類によって様々であり，浸透圧性下痢と分泌性下痢のいずれかに分類することは難しい.

なお，本疾患は"ミトコンドリア呼吸鎖複合体欠損症"として小児慢性特定疾病に登録され，"ミトコンドリア病"として指定難病に登録されている．さらに，指定難病の関連資料としてミトコンドリア病ハンドブック（PDF 版）が発行されている（http://www.nanbyou.or.jp/upload_files/mt_handbook.pdf）.

3 無βリポ蛋白血症

1) 概念・定義

　無βリポ蛋白血症はアポB含有リポ蛋白の欠如により著しい低コレステロール血症及び低トリグリセリド血症をきたす，稀な常染色体劣性遺伝疾患である．アポB含有リポ蛋白であるカイロミクロン，VLDL，LDLが欠如しており，脂肪吸収障害とそれによる脂溶性ビタミン欠乏症が授乳開始時より持続するため，適切な治療を長期に継続しないと不可逆的な眼症状，神経障害をきたしうる．1993年に本疾患において*MTP*の遺伝子異常が同定され，MTP欠損症ともよばれる．

2) 病　　因

　*MTP*遺伝子異常が病態形成に大きく関与する．MTPは肝細胞および小腸上皮細胞のミクロソーム分画に存在し，細胞内でのトリグリセリドやコレステロールエステルの転送を担う蛋白として同定された．肝・小腸で合成されたアポB蛋白にトリグリセリドが付加されVLDLおよびカイロミクロン粒子が形成される過程にMTPが不可欠である．肝でのVLDL産生により末梢組織に必要なコレステロールの輸送がなされ，小腸でのカイロミクロン形成により脂肪が吸収される．この疾患ではMTPの欠損によりトリグリセリドと結合しないアポBは速やかに分解されて血中に分泌されない．

3) 症　　状

　脂肪吸収障害と，それに伴う脂溶性ビタミンの吸収障害（特にビタミンE欠乏）を認める．患者は通常，出生時には明らかな異常はないが，授乳開始とともに脂肪吸収の障害により，脂肪便，慢性下痢，嘔吐と発育障害を呈する．また，脂溶性ビタミンの吸収障害により，思春期までに網膜色素変性などの眼症状，多彩な神経症状（脊髄小脳変性による運動失調や痙性麻痺，末梢神経障害による知覚低下や腱反射消失など）を呈する．ほかにビタミンK欠乏による出血傾向や心筋症による不整脈死の報告もある．

　本疾患は"無β-リポタンパク血症"として小児慢性特定疾病（先天性代謝異常132）に登録され，"無βリポタンパク血症"として指定難病に登録されている（指定難病264）．

4 アミラーゼ欠損症

1) 概念・定義

　先天性のアミラーゼ欠損症は，膵アミラーゼ分泌能の成熟遅延が原因とされている．一般的には多糖類の吸収が阻害されることで，発育障害やでんぷん顆粒を混じた発酵性の下痢をきたす．リパーゼやトリプシンなど他の膵酵素の活性低下を合併するものが多い．一方，家族内発生を認めた膵アミラーゼ単独欠損症の成人例が報告されており，稀ではあるが永続的な膵アミラーゼ欠損症も存在する．

2) 病　　因

　成人例での膵アミラーゼ欠損症は，家族歴を有することから遺伝的要因が関与すると考えられる．

3) 症　　状

　通常，膵アミラーゼ活性は生後3か月まではほとんど認められず，1歳で成人の1/4，2歳で1/2，5～10歳で9/10，10～15歳で成人値に達する．本症では膵アミラーゼ分泌能の成熟が遅延するため，ミルクや離乳食の負荷による消化不良便に始まり，特に他の膵酵素活性低下を合併する場合は体重増加不良を認めることもある．加齢とともに膵アミラーゼ活性は上昇する．成人例では便秘，軟便（脂肪性下痢）などを認めるが，無症状のこともある．

4）診　　断

血中膵アミラーゼ活性に加え，十二指腸液採取による膵アミラーゼ活性を測定する．経口的にでんぷんを投与（50 g/m^2）しても血中グルコースの上昇を認めない（でんぷん負荷試験）．便クリニテストは陽性を示す．

5）治療・予後

でんぷん除去食とし，糖質としては二糖類や単糖類を与える．リパーゼやトリプシン活性低下を合併する乳幼児例では，中鎖脂肪酸（medium chain triglyceride：MCT）ミルクを併用し，消化酵素配合剤や脂溶性ビタミン剤の補充を行う．予後は良好である．

5　エンテロキナーゼ欠損症

1）概念・定義

本症は1969年Hadornら[1]により最初に報告された．エンテロキナーゼは十二指腸，空腸粘膜に存在し，トリプシノゲンを活性化してトリプシンにする働きがある．エンテロキナーゼが先天的に欠損することにより，蛋白質分解活性の完全な欠損をきたす．

2）疫　　学

発生頻度は不明であり，極少数の報告が存在する．同胞内発生があり遺伝形式は常染色体劣性遺伝と推測されている．2002年，本症家系においてHolzingerら[2]により*PRSS7*遺伝子変異が証明された．本症の報告は極めて少ない．

3）病　　因

先天的なエンテロキナーゼのみの選択的な欠損によりトリプシノゲンからトリプシンへの活性化が起こらないため，トリプシノゲン欠損症と同様に摂取蛋白の分解および吸収が障害される．十二指腸液におけるトリプシン作用が失われるが，リパーゼ，アミラーゼは正常である．

4）症　　状

蛋白の分解および吸収が障害されることにより，生後まもなくより重度の下痢を認め，重篤な低蛋白血症となり，浮腫，貧血，成長障害をきたす．

5）治療・予後

蛋白分解酵素の投与，またエンテロキナーゼが含まれている消化酵素配合薬が効果的である．治療に対する反応性はよく，予後は良好である．

6）診断方法

①主要症状

・乳児期の下痢と体重増加不良

②検査所見

1. 十二指腸液にエンテロキナーゼ，トリプシン，キモトリプシンの活性を認めない．リパーゼ，アミラーゼ活性は正常である．しかし，*in vitro*でエンテロキナーゼを添加するとトリプシン活性が認められる．

2. 小腸粘膜生検で小腸上皮にエンテロキナーゼ活性を認めない．

3. *PRSS7*遺伝子検査による変異検出する．

※①に該当し，さらに②の1があり，2または3に該当する場合を本症とする．

（補足）エンテロキナーゼは十二指腸，空腸粘膜に存在し，トリプシノゲンを活性化してトリプシンにする働きがある．したがってエンテロキナーゼ欠損症では，トリプシノゲンからトリプシンへの活性化が起こらない．

文　　献

1) Hadorn B, Tarlow MJ, Lloyd JK, et al.: Intestinal enterokinase deficiency. Lancet 1969; 1: 812-813.

2) Holzinger A, Maier EM, Bück C, et al.: Mutations in the proenteropeptidase gene are the molecular cause of congenital enteropeptidase deficiency. Am J Hum Genet 2002; 70: 20-25.

6 先天性小腸上皮異形成症（tufting enteropathy）

1）疾患概念

先天性小腸上皮異形成症（tufting enteropathy）は生後数日以内の大量水様便で発症し，多くの症例では不可逆的な腸管不全のため経静脈栄養依存となる難治性下痢症の一疾患である．

2）疫　　学

常染色体劣性遺伝形式をとり，欧州では1/50,000〜100,000出生の発生頻度と推定されている．中東地域での報告が多く，これまで国内での報告例はない．

3）診　　断

小腸生検組織の光顕像で絨毛萎縮に加えて絨毛先端の上皮が毛玉様小房（tufts）を形成することが特徴的所見とされる．原因遺伝子として epithelial cell adhesion molecule をコードする EpCAM 遺伝子，および Kunitz-type 2 serine-protease inhibitor をコードする SPINT2 遺伝子が報告された．

4）症　　状

これらの遺伝子変異により下痢をきたす機序の詳細は不明であるが，両遺伝子はともに腸管粘膜上皮細胞間の細胞接着の維持に関与しており，変異により粘膜上皮のバリア機能が失われ下痢を発症すると考えられている．

5）治療・予後

本疾患の患者の多くは絶食や持続経腸栄養には反応せず，永続的な静脈栄養を必要とし，海外では小腸移植も実施されている．

参考文献
・Goulet O, Salomon J, Ruemmele F, et al.: Intestinal epithelial dysplasia（tufting enteropathy）. Orphanet J Rare Dis 2007; 2: 20.
・Wu CJ, Feng X, Lu M, et al.: Matriptase-mediated cleavage of EpCAM destabilizes claudins and dysregulates intestinal epithelial homeostasis. J Clin Invest 2017; 127: 623-634.
・Sivagnanam M, Mueller JL, Lee H, et al.: Identification of EpCAM as the gene for congenital tufting enteropathy. Gastroenterology 2008; 135: 429-437.
・Salomon J, Goulet O, Canioni D, et al.: Genetic characterization of congenital tufting enteropathy: epcam associated phenotype and involvement of SPINT2 in the syndromic form. Hum Genet 2014; 133: 299-310.
・虻川大樹．乳児難治性下痢症．小児内科 2009；12：1751-1754.

7 カイロミクロン停滞症（CRD）

1）概念・病因

カイロミクロン停滞症（chylomicron retention disease：CRD）は，小腸上皮細胞におけるカイロミクロンの輸送障害によって引き起こされる，稀な先天性下痢症である．これまでに全世界で約50例，わが国では2例報告されている．常染色体劣性遺伝で，SAR1B 遺伝子に異常を認める．乳児難治性下痢，体重増加不良，脂肪吸収不全が主な症状である．低コレステロール血症を呈するものの中性脂肪が正常であること，また病理検査において小腸上皮細胞の細胞質に脂肪滴が充満していることで疑われる．その他の遺伝性低コレステロール血症である，低 β リポ蛋白血症，無 β リポ蛋白血症との鑑別が必要となる．低および無 β リポ蛋白血症では，脂肪吸収不全に起因する神経・筋，眼科的合併症が問題となるが，CRD ではそれらの合併症は軽度とされる．成長に伴い脂肪吸収不全が徐々に改善する症例も多い．しかし，長期予後については不明な点も多く，成長期の慎重なフォローが必要である．

参考文献
・Peretti N, Roy CC, Sassolas A, et al.: Chlomicron retention disease: A long term study of two cohorts. Mol

Genet Metab 2009; 97: 136-142.

・Peretti N, Sassolas A, Roy CC, et al.: Guidelines for the diagnosis and management of chylomicron retention disease based on a review of the literature and the experience of two centers. Orphanet J Rare Dis 2010; 5: 24-37.
・岡田知雄, 宮下理夫, 大熊洋美, 他：アンダーソン病（Andreson disease/カイロミクロン停滞（蓄積）症）. 日本臨牀 2013；71（増刊）：256-260.

8　*neurogenin-3* 遺伝子異常症

1）概念・病因

　neurogenin-3（*NEUROG3*）は，組織発生・分化における様々な局面を制御する塩基性 helix-loop-helix（bHLH）因子の一つで，消化管の内分泌細胞，Panrth 細胞や杯細胞の発生・分化に関与している．ヒトにおける *NEUROG3* のホモ接合体変異（*neurogenin-3* 遺伝子異常症）は，2006 年に Wang らによって報告された．本疾患では，腸上皮において chromogranin A など免疫染色で描出される内分泌細胞（enteroendocrine cells）がなく，膵臓では β 細胞からのインスリン分泌が障害され，先天性吸収不全性下痢と小児期発症の I 型糖尿病を発症する．発生頻度は不明である．米国，トルコ，および中国から症例報告があるが，わが国での報告はまだない．

参考文献

・Wang J, Cortina G, Wu SV, et al.: Mutant neurogenin-3 in congenital malabsorptive diarrhea. N Engl J Med 2006; 355: 270-280.
・Pinney SE, Oliver-Krasinski J, Ernst L, et. al.: Neonatal diabetes and congenital malabsorptive diarrhea attributable to a novel mutation in the human neurogenin-3 gene coding sequence. J Clin Endocrinol Metab 2011; 96: 1960-1965.

9　代理ミュンヒハウゼン症候群（MSBP）

1）疾患概念

　子どもを病気に仕立ててしまう親（おもに母親）の精神疾患であり，児童虐待の一型として認識されている．各種の検査や適切な治療にもかかわらず，長期間に及ぶ不自然な下痢を呈する場合は，本疾患を疑って母子分離を試みる必要がある．診断が確定しない場合は不幸な転帰をとりうる疾患であることを十分に認識すべきである．

2）病因・病態

　代理ミュンヒハウゼン症候群（Münchausen syndrome by proxy：MSBP）の基本病因として，加害者自身に Münchausen syndrome もしくは虚偽性障害（factitious disorder）と診断される精神疾患があることが少なくない．加害者はほとんどの場合女性で，14〜30%は医療関係者である．英国と米国からの事例報告が多いが，世界中から報告があり，特定の文化圏や社会的・医療的システムに限られる疾患ではない．

3）特　　徴

①身体的・心理的な徴候・症状，検査結果を意図的に偽装，または作出する．
②行動の動機は病児の献身的な養育者の役割を演じることにある．
③行動の外的動機（詐病のような経済的利得，法的責任の回避，または身体的健康の向上）を欠如している．

4）MSBP を疑う徴候

①医学的に不自然な病的状態が持続・または反復する．
②病歴，検査所見と児の状態に相違がある．
③経験ある臨床家に "今までみたことがない" 稀な疾患を想定させる．

④親（養育者）が付き添っているときに症状が生じる.

⑤親が常に子どもから離れない.

⑥子どもはしばしば治療を受け入れることができない.

⑦子どもの病気に関して親の不安は，医療スタッフが危惧しているほどではない.

⑧適切な治療に反応しない.

⑨親と分離すると症状が落ち着く.

⑩家庭内に過去に説明できない乳児の突然死の既往がある.

5）診断の手順

①子どもの病歴を詳細にとり，今までその家族とかかわった医療・福祉・学校関係者から，各時点の症状と検査結果，被疑者の結果を説明したときの反応や態度を，直接会って確認する.

②直接，被疑者の口から今までの病歴を詳細に聴取する（できるだけ録音・録画をする）.

③被疑者以外の家族と面会する.

④被疑者に Münchausen syndrome や原因不明の病歴がないか，被疑者の主治医と連絡をとる.

⑤MSBP が疑われたときは，院内虐待対応チーム，児童相談所，弁護士とともに法的介入ができる準備を行う.

⑥子どもを被疑者と分離して，最低でも 3 週間，できれば 6 週間，子どもを観察し，被疑者の訴える症状や問題行動の推移を確認する.

⑦MSBP の場合，子どもの異常行動や症状の背景に常に中毒を念頭におき，必要に応じ各種検体の保存を行う.

参考文献

・奥山眞紀子，山田不二子，溝口史剛：子ども虐待対応医師のための子ども虐待対応・医学診断ガイド．http://www.ncchd.go.jp/kokoro/medical/pdf/03_h20-22guide_3.pdf

・小川　厚：子どもを代理とした Munchausen 症候群．小児科診療 2016；79（suppl.）：134.

難治性下痢症診断アルゴリズム簡易版

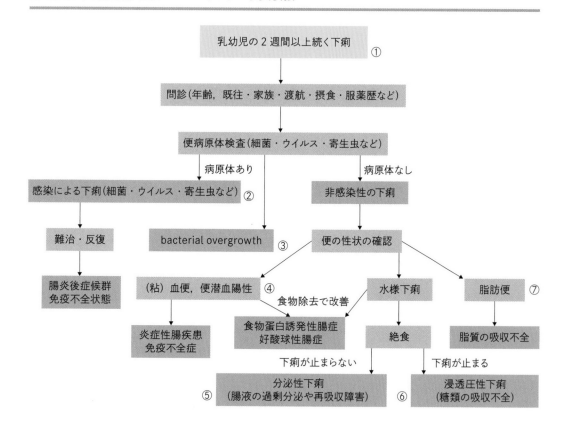

① 「乳幼児の 2 週間以上続く下痢」の診断アルゴリズムと特発性難治性下痢症の定義

　下痢とは，それぞれの月齢・年齢において "標準より，あるいはいつもより便中の水分が多くなった状態" として表される．下痢は腹痛などの症状や栄養障害などをもたらすことがあり，特に幼小児期の遷延する下痢は成長発育を損なわせることにつながる．したがって，下痢の原因を病態別に把握してその背景にある疾患を鑑別することは重要である．

　ここでは，おおむね 6 歳ごろまでの乳幼児における 2 週間以上続く下痢を難治性下痢として，その背景疾患を鑑別するための診断アルゴリズムを作成した．さらに，詳細版ではアルゴリズムに入らないいくつかの疾患に含めて鑑別の対象とし，これらのいずれにも該当しないものを「特発性難治性下痢症」とした．

　以下に，乳幼児において 2 週間以上続く下痢の診断アルゴリズムを構成する各項目の解説を述べる．

② 病原体検査において病原体が検出される場合

　細菌，ウイルス，寄生虫などの感染を契機とした下痢があてはまる．通常これらは急性の経過をとり，免疫学的機構や解剖学的構造に問題がない場合は，自然に排除されて治癒するか，抗菌薬の投与により治癒させることが可能である．しかし，腸炎後症候群や免疫不全状態などにある場合には 2 週間以

上にわたって下痢が遷延したり，感染性腸炎による下痢が反復したりする．

また，腸閉塞，腸管の術後などによる腸管の通過障害は小腸内における細菌の異常増殖（bacterial overgrowth）を促し，その際に産生される毒素によって下痢を遷延させることがある．

③ bacterial overgrowth をきたす背景疾患

腸閉塞や blind loop などの腸管バイパス手術，術後の癒着，先天性の解剖学的異常（Hirschsprung 病や Hirschsprung 病類縁疾患などの腸管蠕動不全や短腸症候群など）による腸管の通過障害は，小腸内における細菌の異常増殖（small intestinal bacterial overgrowth：SIBO）をもたらす．腸管内の栄養素を分解した腸内細菌が産生するガスや毒素は腸管上皮細胞を損傷し下痢を引き起こす．また，増殖した細菌が腸管粘膜から血中に移行すると菌血症やカテーテル感染症の原因となる（bacterial translocation）．

通常，腸液 1 mL あたりの細菌数は大腸では 10^9 個，小腸では 10^4 個とされる．一方，SIBO では十二指腸−空腸腸液 1 mL あたりの細菌数が 10^5 個以上まで増加する．また同部位から検出される細菌も大腸内にいる腸内細菌へと変化する．

④ 血便・粘血便・便潜血反応が陽性の下痢

感染性腸炎と裂肛などの肛門病変が除外された血便（粘血便含む）では，腸管粘膜の損傷を伴う病変が大腸の一部もしくは全大腸にみられることが一般的であり，その原因には炎症性腸疾患や原発性免疫不全症，大腸ポリープなどが考えられる．このような症例の確定診断には内視鏡検査と粘膜病理組織検査が必要となることがほとんどである．

食物の除去によって血便や水様下痢が改善する場合には，食物蛋白誘発性腸症や好酸球性腸症などを疑う．

⑤ 絶食で止まらない水様下痢

便中に原因となる病原体が検出されず，血便，便潜血がなく，食物除去によっても改善しない水様下痢の場合には，一定の絶食期間をとって病態・疾患の鑑別を行う．

絶食によって便性が改善しない場合には，腸管内への腸液の過剰分泌や再吸収障害によって生じる分泌性下痢を考慮する．分泌性下痢の原因には Na イオンなどの輸送体の異常や，それらの輸送体を制御するホルモン分泌の異常などがあげられる．

分泌性下痢を証明するためには便中電解質測定と便浸透圧検査が有用である．便中の Na イオン濃度と K イオン濃度を足して 2 倍した値が便浸透圧値に近い場合には，下痢中に塩類電解質が多く存在する分泌性下痢を考える．

⑥ 絶食で止まる水様下痢

十分な経静脈補液による管理下にいったん絶食期間をとることによって下痢症状が改善する場合には，小腸における消化吸収に問題があり，吸収されなかった物質が大腸に入って浸透圧負荷となることで水様下痢が生じる浸透圧性下痢の存在が疑われる．浸透圧性下痢の多くは糖質の吸収障害を基本病態としており，小腸内の酵素の異常や単糖類の輸送障害が原因となる．

血清浸透圧（280〜290 mOsm/L）を超える便浸透圧の存在は浸透圧性下痢の証明となる．また，小腸で吸収されなかった糖質が大腸内に入ると，腸内細菌による発酵が起こり，ガスを産生して便の pH を低下させる．酸臭があり，便 pH が 5.5 を下回る場合には吸収されなかった糖質の発酵が示唆される．

⑦ 脂肪便

脂肪便とは，脂肪が吸収されず便中に過剰な脂肪が存在している状態である．比重が低く水に浮き，脂っぽい外観で，悪臭をきたす．健常な人でも過剰に脂質を摂取した際には脂肪便を呈するため，脂肪便を認めたとしてもすべてが病的であるとはいえない．そのため，体重増加や検査所見などを総合して病的な脂肪便かを判断することが望ましい．その他の脂肪便の原因には，脂質の分解障害（胆汁の不足や膵外分泌能低下），腸管粘膜の障害などがあげられる．

便中の脂肪量を直接定量する化学的定量法や便中の脂肪滴を鏡検で観察する便 Sudan III 染色法によって脂肪便の証明が可能である．また，脂肪便の原因検索には血清学的検査や消化吸収検査などを要する．

索　引

難治性下痢症診断の手引き
－小児難治性下痢症診断アルゴリズムとその解説　ISBN978-4-7878-2525-4

2021 年 10 月 20 日　初版第 1 刷発行

編　　　集	厚生労働省科学研究費補助金 難治性疾患等政策研究事業「小児期から移行期・成人期を包括する希少難治性慢性消化器疾患の医療政策に関する研究」（研究代表：田口智章）
責任編集	虫明聡太郎，位田　忍
発 行 者	藤実彰一
発 行 所	株式会社　診断と治療社
	〒 100-0014　東京都千代田区永田町 2-14-2　山王グランドビル 4 階
	TEL：03-3580-2750（編集）　03-3580-2770（営業）
	FAX：03-3580-2776
	E-mail：hen@shindan.co.jp（編集）
	eigyobu@shindan.co.jp（営業）
	URL：http://www.shindan.co.jp/
装　　　丁	株式会社ジェイアイプラス
印刷・製本	日本ハイコム株式会社

© 厚生労働省科学研究費補助金 難治性疾患等政策研究事業「小児期から移行期・成人期を包括する希少難
治性慢性消化器疾患の医療政策に関する研究」（研究代表：田口智章），2021. Printed in Japan.　[検印省略]
乱丁・落丁の場合はお取り替えいたします.